AF343276

Société St-Luc, St-Côme et St-Damien

(COMITÉ DE PARIS).

NOTE

SUR LES

DEVOIRS DU MÉDECIN CHRÉTIEN AUPRÈS DES MOURANTS

Par M. le Dr Alphonse GOIX.

LILLE,

AU BUREAU DU *JOURNAL DES SCIENCES MÉDICALES,*

56, RUE DU PORT.

1889.

NOTE

SUR LES

DEVOIRS DU MÉDECIN CHRÉTIEN AUPRÈS DES MOURANTS

SOCIÉTÉ St-LUC, St-COME ET St-DAMIEN

(COMITÉ DE PARIS).

NOTE

SUR LES

DEVOIRS DU MÉDECIN CHRÉTIEN AUPRÈS DES MOURANTS

Par M. le Dr Alphonse GOIX (1).

Parmi les sujets d'étude mis à l'ordre du jour de la Société médicale de St-Luc, St-Côme et St-Damien, il en est un ainsi formulé : *Du moment de la mort au point de vue de l'administration des sacrements.* C'est une des questions les plus importantes de la déontologie médicale.

Je n'ai pas l'intention de la traiter ici sous toutes ses faces, mais seulement de dire quelques mots sur les devoirs du médecin chrétien auprès des mourants, en m'aidant de l'expérience acquise dans la pratique médicale, et en me plaçant surtout au point de vue du mé-

(1) Communication à la Société médicale de St-Luc, St-Côme et St-Damien, séance du 12 mars 1889.

decin qui exerce *de nos jours* et à *Paris*, ou du moins dans une grande ville.

Une fois le danger de mort reconnu et le pronostic bien et dûment établi, que faut-il dire ? à qui faut-il parler, et à quel moment ? Telles sont les questions que le médecin doit nécessairement se poser et résoudre pour chaque malade, et que je vais successivement passer en revue.

I.

Que faut-il dire ? et d'abord est-il toujours nécessaire de parler ? Le médecin est-il obligé, en conscience, d'avertir le malade ou sa famille, toutes les fois qu'il y a péril certain ou probable de mort ? La réponse ne saurait être, ce me semble, qu'affirmative.

L'ordre social, le bien de la société impose au médecin, quelles que soient ses opinions religieuses ou celles de ses clients, l'obligation de parler et de parler à temps. La famille, ainsi prévenue, est à même de faire venir les parents absents et surtout de mettre ordre à ses affaires.

Pourquoi le médecin est-il appelé dans une famille ? sans doute, c'est pour soigner le malade, mais c'est aussi pour faire connaître la terminaison probable de la maladie. Après le traitement, ce qui intéresse surtout la famille, c'est le pronostic. Le malade va-t-il guérir ou non ? N'est-ce pas l'une des questions qu'on nous fait le plus fréquemment ? Pourquoi le médecin qui parle toujours dans la première alternative, garderait-il le silence dans la seconde ? Ne serait-ce pas tromper la famille et manquer à l'engagement implicite qu'il a pris vis-à-vis d'elle en acceptant de soigner le malade ? Cela est si vrai, qu'il n'est pas rare d'entendre certaines personnes se plaindre d'un médecin, non pas parce que leur parent est mort, mais parce qu'il est mort sans que ce médecin les aie prévenues à l'avance de cette terminaison fatale.

Le devoir strict du médecin, en n'importe quelle circonstance, me paraît donc être d'avertir le malade ou sa famille que le cas est grave et qu'il peut se terminer par la mort. Mais là s'arrête l'obligation qui relève directement de la profession médicale. C'est à la famille à tirer les conséquences civiles et religieuses de cet avertissement.

Cependant le médecin chrétien n'a pas le droit de se désintéresser complètement à cet égard. Ce que la justice ne lui impose pas, la charité le lui demande.

Il est plus à même que personne pour juger de l'opportunité de faire administrer les derniers sacrements, et il a ses entrées libres auprès du malade et de sa famille. Cette situation exceptionnelle rend plus pressant le devoir de charité qui s'impose à lui, comme à tout chrétien mis en présence d'un mourant.

Innocent III et saint Pie V ont promulgué des décrets qui ordonnent au médecin, sous peine de péché grave, de prévenir les malades de se confesser et qui lui commandent même de ne plus visiter ceux qui, au bout de trois jours, ne l'auraient pas encore fait. Ces décrets ne sont pas en vigueur en France, mais, s'ils ne nous obligent pas en conscience, ils nous montrent du moins l'importance que l'Eglise attache à ce devoir de charité, puisqu'elle l'avait transformé en devoir de justice.

Le médecin chrétien doit donc penser à l'âme de son client. Connaissant par expérience combien les familles chrétiennes se font illusion sur l'état de leur parent malade, il ne doit pas se contenter d'annoncer l'imminence de la mort, il doit encore avertir qu'il est temps d'appeler le prêtre.

Toutefois, — il importe de le remarquer, — en ce faisant, il ne fait pas acte de médecin, mais acte de chrétien, acte de charité et la charité oblige plus ou moins suivant les circonstances. S'il doit désirer faire venir le prêtre auprès de tous ses malades en danger de mort, il doit être aussi, surtout à notre époque, très prudent dans la réalisation de ce désir.

Lorsqu'il ne connaît pas les opinions religieuses de ses clients, la prudence peut demander qu'il se contente de dire, par exemple : « Le cas est grave et peut se terminer par la mort ; si donc vous avez » des précautions à prendre, soit pour les affaires d'intérêt, soit pour » la conscience, il est temps d'y penser. »

Utile pour les cas si nombreux à Paris où le médecin ignore la religion de son malade et où nul emblème religieux (crucifix, chapelet, images, etc.) ne vient le renseigner à cet égard, cette formule me paraît encore suffire pour l'accomplissement des deux obligations de justice et de charité, lorsque le malade est notoirement connu comme protestant, juif ou libre-penseur.

Pour les jeunes enfants, il est souvent utile, surtout à notre époque et à Paris, de demander s'ils sont baptisés et de les baptiser, lorsqu'il y a urgence (1). Quant aux enfants plus âgés, mais qui n'ont pas encore fait leur première communion, la charité oblige à leur égard tout comme pour les adultes. Mais, en raison de l'ignorance ordinaire des parents, il est bon, en certaines circonstances, de leur dire : « Vous savez que même à cet âge vous pouvez faire venir un prêtre » auprès de votre petit malade. »

II.

Une autre question se présente maintenant, *à qui faut-il parler ?* au malade ou à sa famille ?

En général, il ne faut jamais parler directement au mourant. La prudence le demande : un malade qui reçoit un tel avertissement de la bouche même de son médecin, le considère presque toujours comme un arrêt de mort et se laisse parfois aller au désespoir et au suicide. Il en est des exemples.

Cependant ce n'est pas une raison pour lui dire : « Mais certaine- » ment vous guérirez. » A ces interrogations parfois bien pressantes du malade, il convient de répondre par une de ces phrases banales qui, sans rien dire de précis, lui donnent néanmoins un peu de consolation, par exemple : « C'est une affaire sérieuse, mais on en a vu revenir de » plus loin ; nous allons faire tout notre possible. »

Ainsi le médecin n'est pas toujours obligé de parler lui-même au mourant ; il suffit bien souvent qu'il engage les parents à l'avertir. Mais si les parents répondent : « Je n'oserai pas, je n'oserai jamais » lui en parler. » S'ils refusent de le prévenir, que doit faire alors le médecin ? Chercher à réaliser indirectement ses désirs, par exemple, en prévenant le curé de la paroisse, une sœur de Charité, ou encore une personne pieuse amie de la famille.

Enfin, dans le cas où personne ne peut ou ne veut prévenir le mourant, le médecin est-il toujours obligé de lui parler lui-même ?

Si la distinction que j'ai posée tout à l'heure est juste, si faire venir le prêtre est un devoir de charité et non pas un devoir de justice, il est évident que le médecin, même dans le cas supposé, n'est pas

---

(1) Voir abbé Moureau : *Pratique de l'administration du baptême à l'usage des médecins et accoucheurs*, journal des Sciences médicales de Lille, 1869, N° du 1er mars, p. 209.

toujours obligé de parler lui-même au malade. La conduite à tenir dépend des circonstances et ne saurait être partout identique.

Le principe qui doit l'inspirer, c'est que, dans le cas où personne ne veut prévenir le mourant, *la charité oblige le médecin à lui parler lui-même*, mais dans la mesure seulement où il croit que son intervention sera efficace.

Comment apprécier cette mesure? en quels termes prévenir le malade? Ce sont là des questions fort délicates, dont la solution dépend d'une saine appréciation des faits particuliers et qu'il est impossible de trancher en théorie. Tout ce que l'on peut dire, c'est qu'il vaut mieux avoir plus que moins de charité et qu'il est toujours bon de laisser au malade quelque espoir de guérison. La prière et la confiance en Dieu, voilà les deux moyens de se tirer d'affaire en pareil cas.

En résumé, la prudence demande au médecin qu'il ne parle pas lui-même au malade; la justice ne lui en fait jamais un devoir; la charité seule peut le lui demander, mais en certaines circonstances seulement.

III.

Il reste encore un troisième point à étudier, *à quel moment faut-il parler?*

Le médecin doit parler, dès qu'il y a péril certain ou probable de mort, et il importe qu'il ne parle pas trop tard. Ce serait exposer le malade à ne pas recevoir convenablement les derniers sacrements et sa famille à ne plus pouvoir mettre ordre à ses affaires.

L'obligation n'est remplie qu'autant que le médecin parle à un moment où le malade a et aura probablement encore quelque temps sa connaissance.

Il arrive parfois qu'on est appelé seulement au dernier moment et qu'on voit pour la première fois une personne à l'agonie. L'état du patient indique alors suffisamment qu'il est en danger de mort, mais les parents se font si facilement illusion qu'il me semble nécessaire, même en pareille circonstance, de parler et d'exprimer, s'il y a lieu, la nécessité de faire venir le prêtre.

Il n'est jamais trop tard pour parler; tant qu'il y a vie, l'obligation du médecin subsiste, ainsi que la possibilité pour le malade de bien recevoir les derniers sacrements: il entend souvent, alors qu'il ne donne plus aucun signe de connaissance.

Bien plus, il faut parler même lorsqu'il s'agit d'un malade aliéné depuis longtemps. Il n'est pas rare, en effet, d'observer le retour de la raison aux approches de la mort.

Certaines maladies, comme l'angine de poitrine, l'insuffisance aortique, la paralysie labio-glosso-laryngée, etc., exposent à une mort subite. Que doit faire alors le médecin ? Il doit, ce me semble, prévenir la famille de cette éventualité, disant par exemple : « Je ne suis » pas inquiet pour le moment ; le malade peut vivre longtemps encore, » mais il peut aussi mourir subitement ; il est donc bon de prendre » d'avance ses précautions. »

Les devoirs du médecin chrétien auprès des mourants sont, on le voit, bien pénibles en certaines circonstances, mais aussi quoi de plus capable, dirai-je en empruntant à notre confrère, le Dr Roger, cette belle pensée de Hecquet (1), « quoi de plus capable de nourrir » la foi d'un médecin que cette considération continuelle de la mort, » et la présence non interrompue de la dernière fin de l'homme. »

En résumé, les devoirs du médecin chrétien auprès des mourants peuvent se ramener à deux principes : la justice et la charité. Prévenir qu'il y a danger de mort est un devoir de justice qui relève directement de la profession médicale et qui oblige toujours et partout le médecin. Faire venir le prêtre auprès du mourant est un devoir de charité, qui l'oblige plus ou moins, suivant les circonstances de temps, de lieu, de personnes.

Cette distinction n'est pas purement spéculative ; elle seule, à mon avis, peut guider le médecin dans les situations si délicates qu'il rencontre parfois dans l'exercice de sa profession.

---

(1) Hecquet, docteur régent et ancien doyen de la Faculté de médecine de Paris, par le Dr Jules Roger, p. 62 — Paris, Retaux-Bray, 1889.